AF312979

DE L'UTILITÉ

DE LA VIE DE FAMILLE

DANS LE TRAITEMENT

DE L'ALIÉNATION MENTALE

ET PLUS SPÉCIALEMENT DE SES FORMES TRISTES

PAR

A. BRIERRE DE BOISMONT

MÉMOIRE LU, EN EXTRAIT, A L'ACADÉMIE DES SCIENCES

Dans sa séance du 21 août 1865.

PARIS

IMPRIMERIE DE E. MARTINET

RUE MIGNON, 2

1866

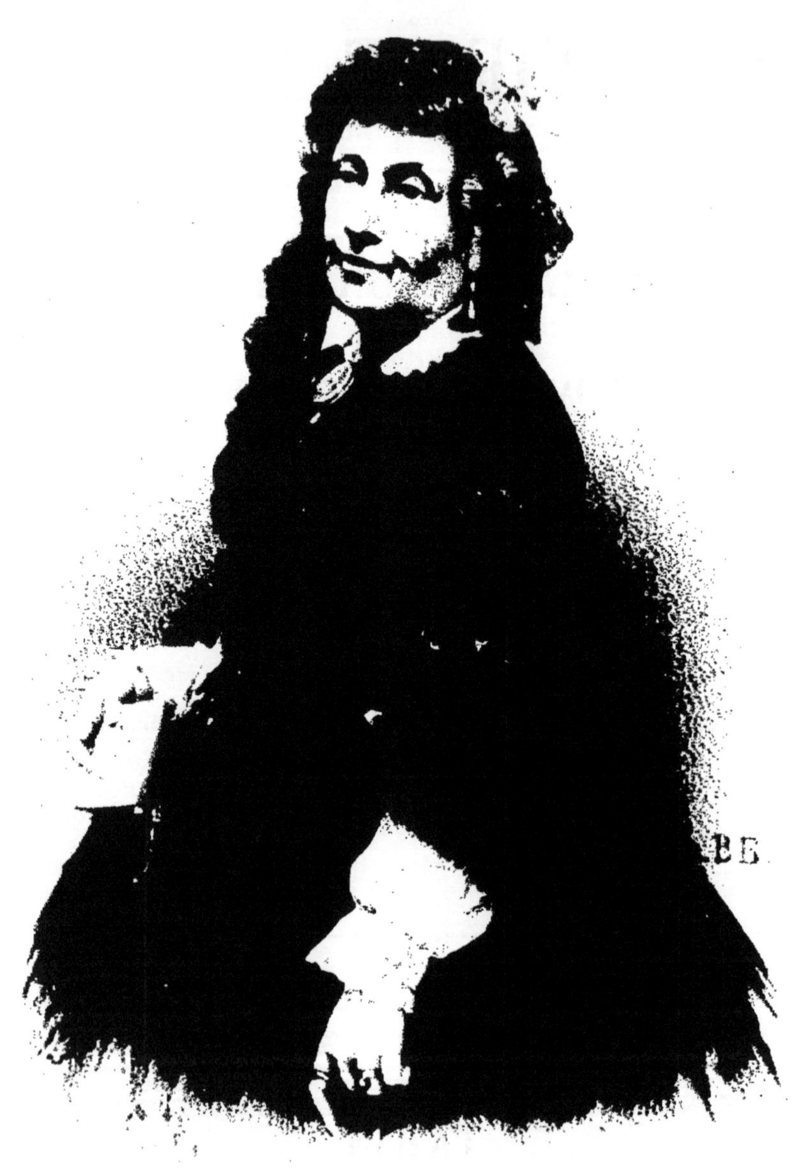

UNE DÉDICACE

A MA CHÈRE COMPAGNE

Le jour ou je lus ce travail à l'Académie des sciences, un de ces hommes, dont l'estime m'a toujours paru préférable à la faveur, me dit : Vous avez fait une chose utile et une bonne action, car il y a longtemps que j'ai eu Madame à l'œuvre. Tout récemment, un autre médecin, qui ne se laisse pas facilement influencer, après quelques paroles bienveillantes, ajouta : Si vous n'aviez pas été secondé par votre excellente femme, vos résultats eussent été incomplets. Jamais, sans toi, il est vrai, je n'aurais écrit le traitement de la vie de famille. Pour le mettre à exécution il fallait, en effet, une femme pleine de dévouement et d'un caractère tel qu'elle pût rester calme et sans crainte au milieu de ces ombres de la raison humaine, qui n'allient que trop souvent les mauvais côtés de notre nature aux excentricités de la folie.

Loin de moi l'idée de nier ce qu'il y a de bon dans le traitement familial de Gheel et d'autres établissements ; mais il m'était bien permis de parler, avec l'accent du cœur, de ces longues veilles où les malades te prenaient à ton lever, pour ne te quitter qu'à l'heure du repos. En assistant pendant des années à cette expérience, j'ai acquis la conviction des heureux effets de cette méthode thérapeutique, et j'ai recueilli, grâce à tes remarques et à tes récits, des notions profitables sur l'état des facultés, la physiologie morbide et la responsabilité légale des aliénés. Comment, sans ton observation quotidienne et durable, aurais-je pu suivre dans les diverses formes de l'aliénation mentale, ces fous raisonnants, véritables protées qu'on commence à mieux connaître ; constater les démentis formels que leurs actes donnent sans cesse à leurs paroles, et établir qu'ils ont pour signe distinct, l'impossibilité d'arriver à rien de stable, tant que persiste leur rêve.

À ces motifs, déjà très-suffisants pour te dédier mon travail, je pourrais joindre le souvenir de cette tendre amitié qui a été mon égide; aussi, plus d'une fois, me suis-je senti, en d'autres lieux, sur le point de m'écrier: Avez-vous bien réfléchi à ce que vous allez faire? Savez-vous que votre destinée est entre vos mains, et que le bonheur de votre vie dépend du choix de votre compagne?

Une dernière espérance, qui est peut-être encore une illusion! Si Dieu permet qu'il reste quelque chose de moi sur cette terre, j'aurai, du moins, la consolation de penser que nos deux noms ne seront pas plus séparés que nos deux âmes ne l'ont été pendant notre vie.

DE L'UTILITÉ

DE LA VIE DE FAMILLE

DANS

LE TRAITEMENT DE L'ALIÉNATION MENTALE

ET PLUS SPÉCIALEMENT DE SES FORMES TRISTES.

Par A. BRIERRE DE BOISMONT.

Le 14 février 1848, nous donnions lecture, à l'Académie des sciences, d'un travail intitulé : *Quelques observations nouvelles sur l'emploi des bains prolongés et des irrigations continues dans le traitement des formes aiguës de la folie, et en particulier de la manie* (1).

Notre communication se terminait par cette note : L'auteur annonce qu'il fera connaître, dans un prochain mémoire, les avantages que l'on peut tirer de la vie de famille pour le traitement de la mélancolie, et, en général, des formes tristes de la folie. Un de nos meilleurs amis, qu'un dévouement honorable retient à l'étranger, nous écrivit afin de nous engager à reculer

---

(1) Ce mémoire a paru dans la *Revue médicale*, nouvelle série, t. II, p. 321, 1848. Le premier travail sur ce sujet a été lu à l'Académie de médecine dans sa séance du 15 septembre 1846, et publié dans le tome XIII des *Mémoires de l'Académie de médecine*, 1848.

l'époque de notre publication ; nous suivîmes son conseil (1).
Aujourd'hui, les motifs qu'il faisait valoir n'ont plus leur raison
d'être, ce qu'il reconnaissait lui-même récemment, et, en
outre, les attaques, dirigées contre les asiles et les médecins,
nous imposent l'obligation de répondre par des faits à leurs
détracteurs.

Mais avant, nous commencerons par rappeler que le 15
juillet 1861, nous lisions, à la docte assemblée, un extrait d'un
mémoire sur la *Colonisation appliquée au traitement des
aliénés*, que nous considérions comme une grande amélioration apportée au régime de ces malades, et nous ajoutions que
prochainement nous exposerions nos recherches sur *l'influence
de la vie de famille dans les asiles privés*. C'est donc le résumé
d'une pratique déjà ancienne que nous allons mettre sous les
yeux de l'Académie.

Lorsque nous prîmes, en 1838, la direction de notre premier établissement, l'insuffisance des locaux, leurs mauvaises
dispositions et l'impossibilité de les améliorer d'une manière
notable, nous suggérèrent la pensée de recevoir, dans notre
propre logement, les aliénés qui offraient des chances de guérison.

Cette méthode de traitement, dont l'idée nous avait été inspi-
rée par l'exemple de la respectable madame Blanche, ne pouvait
réussir qu'avec l'aide d'une femme capable de supporter ce
lourd fardeau. Nous nous reposâmes, pour l'exécution de cet
essai, sur notre digne compagne. La tentative était délicate ;
ses résultats furent des plus satisfaisants, car sur les douze premiers malades que nous choisîmes, huit furent guéris.

La conduite de ces malades, qui pouvait, en effet, dans les
commencements, causer quelques inquiétudes, fut, en général,

---

(1) Nous ferons toutefois remarquer que nous avons indiqué ce moyen
thérapeutique dans la *Bibliothèque des médecins praticiens*, p. 405-6-93,
1849 ; l'*Union médicale* du 16, 21 et 26 juin 1855, et les *Éléments de
pathologie médicale* par Requin, t. IV, p. 776 et 777, 1863.

telle que la directrice réunit dans son appartement les monomanes de diverses catégories, surtout ceux qui étaient en proie
à de sombres tristesses, voulaient attenter à leurs jours, avaient
des hallucinations douloureuses ; quelquefois même les aliénés,
assaillis par des pensées de mort contre les autres. Cet apostolat
ne s'exerçait pas seulement une heure ou deux, mais durait la
journée entière. Là, sans cesse, au milieu d'eux, les raisonnant,
les encourageant, les réprimandant ou les plaisantant suivant
les circonstances, elle recevait les visiteurs, faisait ses affaires,
sans que leur présence fût une cause d'embarras.

Si jamais le vœu de cet ancien, qui voulait que les maisons
fussent de verre, reçut son application, ce fut, sans doute, dans
ce cas exceptionnel. Malgré eux, les monomanes, absorbés
dans leur idée fixe, étaient forcés d'écouter, même automati-
quement, ce qui se disait, de voir ce qui se faisait. Cette variété
de personnages, de conversations, d'actes, d'objets, avait à la
longue une influence sur leur esprit distrait, et nous citerons
des exemples pleins d'intérêt. Ces malades semblables à des
statues, n'écoutant rien, désespérés, annonçant des intentions
sinistres, tenant sans cesse les mêmes discours, que cette pression de tous les moments finissait par ébranler, faire sortir de
leur engourdissement et ramener aux réalités de la vie. Un
fait, que nous mentionnons pour sa date, constate qu'une de
ces malades, qui se croyait damnée, fut radicalement guérie
par la vie de famille (*Esculape*, 24 septembre 1840).

Quelques observations permettront de mieux apprécier cette
méthode.

I. — Un officier supérieur, ancien élève de l'École polytechnique, dont le genre d'études paraît une des causes déter-
minantes du développement de l'aliénation mentale, est amené
dans l'établissement par suite d'un violent chagrin. Il est en
proie à une mélancolie profonde ; il fuit la société, ne parle
point et veut rester dans son appartement. Le moindre exercice

lui est insupportable. Plusieurs fois, il cherche à mettre un terme à son existence. Assis dans un coin de la chambre de madame de B..., il paraît entièrement étranger à ce qui se passe autour de lui. Chaque jour, à diverses reprises, on lui adresse la parole : il reste muet ou ne répond que par monosyllabes et d'un ton maussade. Cet état persiste plus de deux mois. Peu à peu, l'officier se ranime, se mêle à la conversation, prend part aux divertissements et consent même à faire des promenades au dehors avec la directrice. Dans une excursion au bois de Boulogne, il s'arrête un jour brusquement, la regarde avec fixité, et lui dit : Vous n'avez pas peur de vous trouver seule avec moi, *si je vous tuais !* Une pareille pensée, lui répond-elle, ne m'est jamais venue dans l'esprit. Je suis femme, vous êtes militaire, votre protection ne m'est-elle pas acquise? Vous avez raison, répliqua l'officier, et depuis il n'a fait aucune allusion à cette conversation. Quelque temps après, il quittait l'établissement trop tôt encore pour reprendre ses occupations (*Annal. méd.-psych.*).

II. — Une jeune dame, que nous appellerons Jenny, fille d'un des élèves les plus distingués de l'École polytechnique, mort d'une attaque d'apoplexie, après avoir été lui-même excentrique, devient, par suite d'une mauvaise éducation, timide, craintive et triste. Ce caractère la porte à ne voir dans la religion que le côté des châtiments. Un mariage de convenance avec un homme titré, riche, mais enclin à l'ivrognerie, et plus tard aliéné, comble la mesure; à trente-deux ans, cette intéressante malade nous est confiée, présentant depuis plus de dix-huit mois des symptômes de démonomanie, maladie pour laquelle elle avait reçu les soins de médecins célèbres.

Lorsque madame Jenny nous fut amenée, il y avait trois mois qu'elle mangeait à peine, et dans les derniers jours, il avait fallu la nourrir avec la sonde œsophagienne. Sa maigreur et sa faiblesse étaient extrêmes, et à chaque instant elle était obligée de s'asseoir.

D'après l'usage adopté par nous pour toutes les aliénations de ce genre, nous gardâmes madame Jenny la plus grande partie de la journée au milieu de notre famille. La vue de notre intérieur parut lui être agréable. « Ah! s'écria-t-elle, si j'avais été traitée de cette manière, je ne serais pas aussi malheureuse! » A table, elle refusa de manger; nous lui parlâmes d'une voix ferme : « Si vous voulez rester avec nous, il faut obéir aux ordres qu'on vous donne dans votre intérêt, sinon nous serons forcés d'avoir recours aux mesures de répression. » Ce raisonnement eut un plein succès. Elle consentit à manger un potage avec une pêche. Pendant plusieurs jours, cette nourriture fut la seule qu'elle pût supporter. Peu à peu, l'alimentation fut augmentée et reprit son cours habituel.

Le temps s'écoulait sans que rien annonçât un changement dans ses idées. Souvent elle nous disait : « Personne n'a eu de maladie comme la mienne.—Vous croyez? lui répondions-nous; mademoiselle Claire, avec laquelle vous causez quelquefois, a présenté des symptômes absolument semblables; les mêmes expressions, les mêmes plaintes, le même désespoir. Lisez-moi son observation, je vous prie. » Elle écoutait avec la plus grande attention, et lorsque nous avions fini, elle répétait : « Elle a guéri, mais moi je ne guérirai pas. » Cependant, elle nous parlait fréquemment de cette demoiselle, et il est très-probable que ce souvenir n'a pas été sans influence sur son esprit.

L'état mélancolique était toujours le même. Au bout de trois mois, la malade commença à sourire de temps en temps; elle restait avec nous le soir, au lieu d'aller se coucher; elle prenait plus de soin de sa toilette, mais elle persistait à se dire damnée et faisait des lamentations continuelles.

Enfin, quatre mois après son admission, et deux ans environ après l'apparition du mal, madame Jenny entra un matin dans notre appartement en souriant; le changement de sa physionomie était si marqué, que nous en fûmes à l'instant frappé ; elle plaisantait elle-même de ses idées de damnation. La conversation était extrêmement raisonnable ; sa maladie mentale, qu'elle se rappelait très-bien, était devenue pour elle, du soir au matin, un rêve, un simple souvenir.

Trois semaines après, madame Jenny rentra dans sa famille ; sa santé était excellente ; jamais elle n'avait été aussi tranquille. Depuis deux ans la guérison s'est soutenue (*Gazette des hôpitaux*, mars 1843).

L'emploi des médicaments fut presque nul dans le traitement de cette dame ; aussi n'hésitâmes-nous pas à attribuer sa guérison aux consolations qu'on lui prodiguait, à l'intérêt qu'on lui montrait, aux preuves d'affection que ne cessait de lui donner Madame, aux caresses de nos enfants, qui tous l'aimaient, et aussi aux efforts du médecin, qui puise dans la connaissance du caractère les moyens moraux qu'il doit mettre en usage.

Parmi les preuves nombreuses de cette influence de la vie de famille, qui nous ont été fournies par des malades guéris, nous citerons quelques paragraphes de lettres. Nous commençons par celle d'un ancien mélancolique suicide.

« Avant de quitter la France, c'est une nécessité pour moi de vous écrire. Combien est vif et profond le sentiment de reconnaissance que j'emporte de cette bienveillance continuelle envers des êtres que le malheur a frappés. C'est un des priviléges des émotions bonnes et douces de ne pas expirer avec le moment qui les a fait naître, mais de se prolonger longtemps encore par l'impression qu'elles laissent dans l'âme. Loin de vous, madame, j'interrogerai souvent le souvenir si profondément gravé dans mon cœur, pour jouir encore de ce calme plein d'affection que vous communiquez à ceux qui ont le bonheur d'être reçus dans votre intimité. Je me reporterai bien souvent, par la pensée, au milieu de votre famille si unie dans son ensemble, si affectueuse dans chacun de ses membres, et dont l'aînée est aussi gracieuse qu'intelligente. Si je reviens, comme j'en ai l'espoir, après les miens, vous aurez ma première visite, car c'est une dette de cœur (20 mai 1847). »

Un maniaque guéri, et qui est resté notre ami, s'exprimait ainsi : « Je n'oublierai jamais, madame, que c'est à votre généreux concours que je dois d'être débarrassé de toutes mes inquiétudes et de la dépendance qui m'était si pénible. Mes souvenirs de reconnaissance sont gravés dans mon cœur, et je serais heureux de servir de toutes mes forces ceux qui m'ont fait tant de bien (20 octobre 1848) (1). »

Le peu d'espace de notre premier établissement ne nous avait permis d'appliquer la vie de famille qu'aux malades que nous considérions comme curables ; l'emplacement de la maison de santé du faubourg Saint-Antoine nous a facilité les moyens de l'étendre à des malades tranquilles, de symptômes fort différents. Ainsi, nous avons pu réunir des maniaques, des mélancoliques, des hypochondriaques, des monomanes, des déments, des paralysés généraux à un degré peu avancé, des faibles d'esprit, des demi-imbéciles, etc. Non-seulement la vie de famille entretient l'harmonie parmi tous ces malades, mais elle arrête souvent, pendant des années, la marche de l'état chronique. L'exercice de l'esprit même, dans certaines limites, est pour les malades ce que le travail est pour les paralysés généraux. Un des grands avantages de ce traitement, c'est d'avoir considérablement restreint le nombre des sections, d'avoir enlevé à l'établissement la physionomie du cloître, et de l'avoir rapproché de la maison bourgeoise.

Cette influence d'un contact journalier a parfois les conséquences les plus heureuses. Une malade, d'un caractère intraitable, qu'il avait fallu presque toujours tenir à l'écart à cause de ses violences, dues à des hallucinations, perdit peu à peu sa sauvagerie en entrevoyant ce nouveau milieu. Elle descendit de

---

(1) Il n'est pas de directeur d'établissement qui n'ait reçu de ces lettres, mais nous avons dû en parler ici, à raison des attaques contre les asiles et les médecins.

sa chambre où elle était consignée, se mêla aux conversations, prit part au mouvement de la maison, et quelques mois après notre entrée, elle passait ses journées dans l'intimité de la famille, travaillant avec elle.

L'époque où il faut commencer ce traitement varie suivant la nature des symptômes. Il est des aliénés à qui il convient dès le début; il en est d'autres pour lesquels il est nécessaire d'attendre qu'ils soient plus calmes et qu'ils n'aient plus que leur idée fixe. Le mélancolique suicide, le maniaque surtout, qu'on a laissé huit, dix et douze heures au bain, celui qui a été soumis à l'alimentation forcée, ceux qu'on a été dans l'obligation de maintenir de force ne peuvent s'empêcher de reconnaître, par le contraste des moyens, que les mesures rigoureuses employées contre eux étaient dictées par leur seul intérêt. Cette séparation d'avec les malades, dont ils étaient auparavant les compagnons, produit un effet salutaire sur leur esprit, en réveillant d'autres sentiments. Que de pensées sinistres nous avons vu ainsi disparaître à ce contact quotidien! Plus d'une fois, des convalescents ont hésité à nous quitter, et, ce qui est une bien douce récompense, des liaisons durables se sont formées.

Cette vie intime et familière a pour nous d'autres résultats intéressants au point de vue psychologique, en nous facilitant les moyens de nous livrer à une analyse minutieuse des facultés intellectuelles et morales de nos malades. Cette observation de tous les jours, de toutes les heures, de toutes les minutes, pour ainsi dire, reproduite avec une parfaite exactitude de mémoire par la compagne dévouée qui nous est d'un si grand secours, nous a donné la conviction que l'aliéné ne diffère de l'homme raisonnable que par l'impossibilité du contrôle de soi-même, mais qu'il en a toutes les passions, les instincts, les préjugés, les bons et les mauvais côtés, le raisonnement même, lorsqu'il ne touche pas à ses conceptions délirantes ou qu'il s'en sert pour les dissimuler; elle a également mis hors de doute, pour nous, le lien commun qui unit toutes les idées, et ne permet pas de croire à l'existence d'un délire partiel, absolument circonscrit, et elle nous a fourni en même temps les renseignements les plus utiles sur la responsabilité des aliénés (1). Pourquoi donc refuser à l'esprit l'unité, qui est la loi de la physiologie, de la pathologie et de l'univers?

Il ne faut pas s'imaginer que les monomanes tristes reçoivent toujours avec reconnaissance les consolations qu'on leur prodigue, se prêtent avec plaisir à cette vie en commun. Il en est qui détestent les réunions, sont douloureusement affectés par la douce gaieté, les distractions du salon, des jardins. D'autres, d'un caractère jaloux, contradicteur, égoïste, ne peuvent supporter qu'on s'occupe également des divers malades, ou voient avec peine le bonheur des autres. Parfois même ils s'irritent des attentions et répondent par l'ingratitude aux bons procédés qu'on a pour eux. Chez plusieurs, l'éloignement pour la société est dû à leurs conceptions délirantes. Enfin, certains malades, à raison de la nature de leurs idées, doivent être soumis à l'intimidation et assujettis à la règle du travail. A part ces exceptions, on peut dire que cette méthode est une cause évidente d'amélioration, et qu'elle est couronnée de succès dans un grand nombre de cas. L'action incessante du raisonnement bienveillant, des avis, des exhortations, des consolations, ce don si sublime de pleurer avec ceux qui souffrent, ces marques d'intérêt, de sympathie, prodiguées chaque jour aux blessés de la société, par des étrangers qu'anime le désir ardent de soulager, finit par produire à la longue une impression sur ces esprits malades, et la glace se fond peu à peu. Mais il faut rendre justice à qui de droit, c'est la femme qui a la meilleure part dans ce résultat. Le caractère de l'homme, comme nous l'avons déjà

---

(1) Voyez, sur ce sujet, nos mémoires de l'*État des facultés dans les délires partiels ou monomanies* (*Annal. méd.-psych.*, 2ᵉ série, t. V, p. 567, année 1853), et *De la responsabilité légale des aliénés* (*Ann. d'hyg. et de méd. lég.*, 2ᵉ série, t. XX, année 1863).

fait observer, ne peut se plier à cette sorte d'esclavage. L'épreuve est, en effet, des plus pénibles, puisqu'il faut entendre continuellement les mêmes plaintes, les mêmes douleurs, les mêmes demandes. Ces répétitions durent des heures, des journées entières, elles sont entremêlées d'observations désagréables, de mots piquants, de réflexions blessantes, d'injures même; très-souvent elles ont pour accompagnement le mensonge, la médisance et la calomnie. Le caractère de la femme se prête mieux à ces contrariétés incessantes, aussi ne saurait-on assez recommander aux médecins qui se destinent au traitement des aliénés, d'apporter un grand soin dans le choix de leur femme, car elle peut rendre d'immenses services à l'établissement, et il en est qu'elle seule peut rendre.

On a beaucoup parlé, depuis quelques années, du traitement familial. Nous ne croyons pas nous tromper en disant qu'il y a longtemps que nous le mettons en pratique. C'est le témoignage que nous a rendu le célèbre Ferrus, dans la séance de la Société médico-psychologique du 26 juin 1860, où l'on agitait la question de Gheel. Voici ses paroles textuelles : « On vient de citer, dit-il, comme exemple la colonie de Gheel : mieux vaut cent fois, pour les aliénés, une liberté restreinte, réfléchie, scientifique, telle que M. Brierre sait la donner à ses malades dans sa maison de santé que j'ai vue très-bien ordonnée (1). » Tout en reproduisant avec reconnaissance cet éloge d'un inspecteur général, nous nous empressons de proclamer que par le concours de MM. Parigot et surtout Bulckens, la colonie a fait de notables progrès : mais ajoutons aussi que l'infirmerie est le commencement d'un asile fermé, et, qu'à ce point de vue, la colonie rentre, sur une échelle plus large, dans le système de colonisation mixte que nous croyons préférable (2).

---

(1) *Annal. méd.-psych.*, 3ᵉ série, t. VII, p. 108, 1861.

(2) A. Brierre de Boismont, *Études bibliographiques et pratiques sur la colonisation des aliénés* (*Ann. d'hyg. et de méd. lég.*). Voyez aussi les *Comptes rendus* de MM. Azzurri sur l'asile de Rome, et du P. Salerio sur celui de San Servolo à Venise, 1864.

Les avantages de la vie de famille, surtout pour les monomanes tristes, sont trop évidents pour que nous y insistions plus longtemps. Pour appliquer cette partie du traitement moral, il n'est pas besoin de qualités supérieures : un cœur droit, bon, religieux, y réussira très-bien. L'homme de génie obtiendra, par des règles exceptionnelles, quelques guérisons éclatantes ; la personne bienveillante qui considérera les aliénés, malgré leurs mauvaises qualités, comme des enfants qui lui sont confiés, et sera sans cesse au milieu d'eux, aura des guérisons moins brillantes, mais plus fructueuses et, à coup sûr, plus persistantes. Ce résultat n'est pas le seul, il en est d'autres qui ne sont pas moins positifs. On nous amène des malades indociles, mécontents de tout, agités, se croyant entourés d'ennemis, ne voulant rien faire de ce qu'on leur demande, déraisonnables dans leurs actes, se plaignant sans cesse, difficiles, souvent même insupportables, etc. A peine quelques jours se sont-ils passés depuis leur entrée, que cette existence en commun assouplit leurs caractères, et bientôt ils se mettent à l'unisson de leurs commensaux. Sans doute, il n'y a pas encore guérison ; mais l'ordre dont ils subissent la loi est déjà une amélioration. Une autre conséquence de la réunion des deux sexes, sous la surveillance continuelle de l'un des chefs de l'établissement, et avec les précautions qu'exige la nature des affections mentales, c'est le mouvement, l'entrain, la physionomie normale, l'air de vie que présentent les malades ainsi rassemblés.

Comparez le spectacle que vous avez sous les yeux avec celui des divisions où les sexes sont séparés, où surtout les sections sont multiples, je ne crains pas de dire où les aliénés sont parqués, et il est impossible que l'observation la plus superficielle ne vous fasse pas saisir tout de suite les différences des deux méthodes. La déduction est toute naturelle : voulez-vous rendre à la société des malades que la nécessité a contraint d'isoler ? montrez-leur les bons côtés de cette société, en remplissant près d'eux les fonctions de consolateur, d'ami en un mot, de médecin de l'âme et du corps (1) ?

L'analogie, qu'il ne faut pas confondre avec l'identité, permet cependant de faire des comparaisons fondées. Ainsi, il y a longtemps que nous avons écrit : les aliénés sont des enfants; nous aurions pu ajouter : des enfants gâtés (2).

Il n'entre aucunement dans nos intentions de critiquer l'éducation publique, mais il est incontestable que l'éducation privée a l'avantage de révéler le caractère de l'enfant avant qu'il ne soit sur ses gardes, et de laisser percer, à travers son individualité, les germes de ce qu'il sera. Si les parents sont bien pénétrés de leurs devoirs, s'ils sont à la hauteur de leur mission, ils pourront, par leur contact journalier, leurs conseils, leurs exemples, développer et fortifier cette force intérieure qu'on nomme la conscience. Chez un certain nombre, cet enseignement préviendra les fautes; chez le plus grand nombre, il les modérera, les limitera et même il ramènera souvent ceux qui auront succombé.

Cette influence familiale, initiative, et jusqu'à un certain point contagieuse, se produit également sur les aliénés.

Mais pour qu'elle s'exerce sur eux, il faut une extrême patience, un esprit de justice et de fermeté, une grande égalité d'humeur, une modération parfaite des sentiments, un fond inépuisable de bonté et une religion éclairée. Ces qualités, qui font la bonne épouse et constituent le bonheur domestique, dont nous nous occupons si peu dans nos unions d'intérêt, très-utiles pour les rapports avec le monde, ne le sont pas moins pour la direction des aliénés. La prééminence de la femme laïque religieuse sur les communautés, dont nous sommes loin

---

(1) A. Brierre de Boismont, *De la thérapeutique des maladies mentales*, voyez l'*Union médicale* des 16, 21 et 26 juin 1855.

(2) A. Brierre de Boismont, *Mémoire pour l'établissement d'un hospice d'aliénés*, couronné par la Société des sciences médicales et naturelles de Bruxelles, au concours ouvert en 1834 (*Ann. d'hyg. et de méd. lég.*, t. XVI, p. 19, 1836).

de méconnaître les avantages, est due à l'instinct maternel satisfait. La mère de famille a dans le cœur des cordes qui ne peuvent vibrer que chez elle ; elle tressaille aux douleurs qu'elle connaît si bien, et ses consolations ont un accent qu'aucun autre ne peut imiter. Dernièrement, la femme d'un médecin-directeur d'asile nous disait : « Je sens que si l'épouse de l'adjoint qu'on doit nous envoyer n'a pas été mère, une barrière invincible nous séparera ».

Le traitement de la vie de famille, que nous mettions en pratique bien des années avant les récriminations si étranges dirigées contre Pinel, Esquirol, ces maîtres vénérés que toutes les nations civilisées nous envient, s'explique et se commente par les exemples. Nous avons déjà cité quelques observations, nous allons en rapporter d'autres, dont une détaillée à dessein fera mieux apprécier les résultats de ce puissant auxiliaire de la cure des maladies mentales.

III. — Madame Étienne, ex-artiste, âgée de cinquante-deux ans, de moyenne taille, de bonne constitution, forte, colorée lymphatico-sanguine, brune, éprouva une perte d'argent, qui fut pour elle la cause de vifs regrets. Sa position, devenue précaire, obligea ses enfants à la quitter pour aller exercer leurs talents dans des pays étrangers. Ce nouveau chagrin lui fut extrêmement pénible. On s'aperçut que son caractère changeait ; son humeur était inégale, triste, morose. Six mois se passèrent dans ces dispositions. A cette époque, elle eut une forte contrariété qui augmenta sa tristesse. Madame Étienne était lasse de la vie ; elle ne voulut prendre aucun aliment et fit même une tentative de strangulation qui détermina sa famille à l'isoler.

Lorsqu'on l'amena dans notre établissement, elle était plongée dans un abattement profond ; elle disait qu'elle n'était pas folle, mais seulement ennuyée de tout ; sa parole était lente et monosyllabique. Son découragement, le projet de suicide, l'expression de ses traits qui annonçaient une préoccupation sinistre,

nous engagèrent à la prendre avec nous dans notre appartement. Silencieuse, immobile dans son coin, ne quittant pas sa
chaise, on l'aurait prise pour une statue. Nous avions d'autant
plus à cœur d'observer continuellement cette malade, que nous
avions la conviction qu'elle dissimulait ses pensées, et que
quelques mots prononcés à l'improviste nous avaient fait con-
jecturer qu'elle nourrissait de mauvaises idées contre les autres
et contre elle-même.

En ayant ainsi la malade sous les yeux, on peut étudier de
plus près les désordres de son esprit, suivre, dans leurs combi-
naisons variées, les phénomènes si extraordinaires des associa-
tions produites par les idées fausses, saisir quelquefois la cause
qui avait échappé à toutes les questions, à toutes les recherches,
prévenir un malheur, et pénétrer dans la physiologie morbide
de l'homme aliéné.

Lorsque le malade se trouve ainsi en face du médecin, le traitement moral a bien plus d'effet. On peut, suivant les circonstances et le caractère, employer les représentations, les plaisan-
teries, les réprimandes, la douceur, et dire un mot qui a
souvent une heureuse influence. Témoin ce fou furieux de
notre premier établissement, dont nous avons cité ailleurs l'observation, qui, se croyant Napoléon, entrait dans des colères
terribles à l'égard de ses gardiens, qu'il traitait d'infâmes geô-
liers. Une fois, son médecin, dans un moment d'inspiration,
lui ayant dit : « Oui, vous êtes Napoléon, mais Napoléon à Sainte-
Hélène, » les fureurs disparurent comme par enchantement. A
partir de ce moment, il n'eut plus d'accès de violence.

Comme madame Etienne ne témoignait aucune répugnance
pour voir son mari, qu'il n'était point la cause de sa maladie,
nous lui permîmes d'avoir une entrevue avec lui ; cette visite
l'agita beaucoup ; elle allait, venait, le suppliait de rester ; elle
ne voulut pas manger et, pendant toute la nuit, elle se promena
dans sa chambre. Nous n'insisterons pas sur les inconvénients
et les dangers des visites. leur influence n'est aujourd'hui con-

testée par personne, si ce n'est par ceux qui ne veulent ni asiles, ni médecins.

Le lendemain, madame Étienne était plus calme ; elle consentit à prendre quelques aliments. Lors de son arrivée, la malade n'avait pas mangé depuis plusieurs jours. Ce résultat ne fut pas obtenu sans quelque effort, et nous fûmes même dans la nécessité de lui dire, écoutez-bien : *Ici nous avons deux manières d'agir : quand les personnes sont dociles, nous sommes pleins d'égards et de bontés pour elles ; mais lorsqu'elles ne veulent pas obéir, nous employons la force ; voyez maintenant, choisissez.* Ces paroles parurent ne pas faire impression sur madame Étienne ; alors, me levant brusquement, je m'écriai : *Vous n'obéissez pas, nous allons voir !* A peine ces mots eurent-ils été prononcés que la malade s'empressa de manger.

Nous n'avions pu comprendre pourquoi madame Étienne nous avait répété plusieurs fois à voix basse qu'elle voulait être conduite chez le commissaire ; mais soupçonnant qu'il y avait quelque conception délirante pénible, nous nous empressâmes de saisir une occasion où elle nous parut un peu plus expansive que de coutume ; après lui avoir témoigné beaucoup d'intérêt, nous lui demandâmes, avec insistance, pourquoi elle était si triste. D'abord elle ne fit aucune réponse, puis elle se décida à prononcer ces paroles : Je vous l'ai déjà dit.

D. Vous ne m'avez rien dit.— *R.* Eh ! bien, c'est parce que j'ai peur de faire quelque chose.—*D.* Je sais ce que cela signifie ; rien n'échappe au médecin ; mais j'aime mieux l'entendre de votre bouche ; d'ailleurs, ces sortes de confessions soulagent et font du bien.—*R.* Je vous l'ai déjà dit, je voudrais faire du mal, j'en ai un grand chagrin.—*D.* Quelle espèce de mal voulez-vous faire ? Auriez-vous l'intention de nuire à quelqu'un ?— *R.* Eh ! bien, oui ; je ne sais pas comment cela m'est venu. J'ai envie de tuer, et cette idée m'occasionne un frémissement que vous avez dû remarquer.—*D.* Est-ce que vous n'avez pas de mauvaises pensées contre vous-même ?—*R.* Oui, aussi ; je ne sais pas ce qui en est cause ; plusieurs fois j'ai cherché à m'étrangler. Tout cela me tourmente beaucoup. Et elle ajouta : « Est-il possible, oh ! mon Dieu, ne me faites pas de mal. Est-ce que vous allez me punir de ce que j'ai dit ? »

Trois jours après cette conversation, la malade refusa de manger ; il fallut employer l'intimidation pour qu'elle prît des aliments ; elle gardait toujours un silence obstiné, et quand on l'interrogeait, elle répondait qu'elle avait les mêmes idées. Sa figure s'altéra, l'haleine devint fétide ; une nouvelle visite l'agita comme la première fois.

Le soir de cette entrevue, des symptômes nouveaux se déclarent ; elle est prise de frissons ; elle a de grandes frayeurs au moment de s'aller coucher ; on est obligé de lui parler assez vertement pour la faire changer de place. Ces symptômes persistent pendant une dizaine de jours ; l'éloignement pour la nourriture existe toujours, et, sans la présence du médecin, elle refuserait toute alimentation. Malgré sa préoccupation et sa concentration, la vue des personnes qui entrent à chaque instant dans notre appartement, pour parler d'affaires, excite un peu son attention ; elle s'en occupe à son insu, et un jour qu'un original nous a tenu les propos les plus bizarres et les plus hétéroclites, elle se met à sourire et nous dit, lorsqu'il est parti : « Cet homme est bien bavard et bien singulier. » Ce peu de mots suffit pour nous apprendre que cette dame, qui semblait vivre en dehors du monde ordinaire, s'y rattache déjà par de nouveaux liens, et que ses conceptions délirantes commencent à s'ébranler.

Le mieux continue à se manifester. La malade prétend, cependant, que ses idées la tourmentent toujours ; mais à son langage, il est facile de s'apercevoir qu'elles perdent de leur intensité, et sa présence continuelle permet de saisir les changements qu'elle éprouve. Au premier abord, on dirait, en effet, qu'il n'y a rien en elle de nouveau ; en l'examinant avec attention, on voit que l'idée chimérique n'a plus la même force. Nous lui parlons souvent, employant tour à tour les conseils et les réprimandes. Lorsque nous l'avons grondée, nous lui témoignons le chagrin que nous éprouvons de nous conduire ainsi; puis nous ajoutons que ce que nous faisons, étant dans son intérêt, nous ne pouvons agir autrement. Les repas ont lieu naturellement; on n'est plus forcé de la faire manger. Il est certain, pour nous, que la variété, le mouvement des personnes qui entrent et qui sortent, leurs conversations, l'espèce de crainte que nous lui inspirons, les avis et les conseils qu'on lui donne, auront une influence salutaire sur son esprit, et qu'elle guérira malgré la gravité du mal.

Depuis quelque temps, madame Étienne attendait la visite de quelques-uns de ses parents; leur arrivée lui occasionne une vive impression; elle pleure beaucoup, cause raisonnablement et plus longtemps qu'elle ne l'avait fait jusqu'alors.

Deux mois après son entrée, cette malade était en voie de guérison, mais il lui restait de la défiance. Nous conseillâmes au mari de l'emmener chez elle, sauf à la reconduire si l'aliénation reparaissait.

Le lendemain de sa rentrée, elle voulut s'occuper elle-même de faire son déjeuner. Peu à peu elle reprit ses habitudes; chaque jour, on lui faisait faire de longues promenades à pied; trois fois par semaine, elle se rendait au bain. La première fois que nous lui rendîmes visite, nous la trouvâmes l'air riant; elle nous dit qu'elle allait très-bien. Ses frayeurs avaient presque entièrement disparu. Nous continuâmes à la voir de temps en temps; le mieux faisait toujours des progrès. Le troisième mois de sa sortie, cette dame était complétement guérie.

Pendant son séjour dans l'établissement, madame Étienne ne nous quitta point; elle fut l'objet d'une surveillance de tous les instants, dont elle ne s'aperçut pas parce qu'elle était au milieu de nous. Son aliénation mentale, si dangereuse par sa forme, les conséquences qu'elle pouvait avoir, céda à l'influence de cette vie de famille dont les effets se faisaient sans cesse sentir. Ses idées, qu'aucun raisonnement n'aurait pu changer, se trouvèrent sourdement minées par les impressions nouvelles qu'elle recevait, par les encouragements et les exhortations qu'on lui adressait, par les conversations fréquentes et variées qu'elle ne cessait d'entendre. Peu à peu cette dame comprit qu'elle ne pouvait ainsi rester témoin de tout ce qui se passait autour d'elle, qu'il y avait des choses que le sentiment des convenances ne lui permettait pas d'écouter, qu'il n'était pas juste qu'une étrangère fût initiée à tous les secrets de l'intérieur. Aussi la vit-on d'elle-même descendre au jardin se promener avec d'autres dames. Quand quelque personne venait nous entretenir d'affaires, quelquefois même peu importantes, elle voulait s'éloigner aussitôt ; nous étions obligés de la prier de rester, en l'assurant qu'elle ne nous gênait pas.

Les seuls médicaments que nous employâmes furent le vésicatoire, les bains et quelques purgatifs. Ils nous furent, sans doute, utiles ; mais les paroles de cette dame, ses entretiens, sa tenue, sa reconnaissance, ne purent laisser aucun doute sur la grande influence que le traitement moral avait exercée sur ses conceptions délirantes. Sa sortie de la maison acheva la guérison, qui aurait pu être retardée si l'on eût persisté à la garder plus longtemps (mars 1844).

Cette observation, dont la date remonte aux premières années de l'emploi du traitement, nous paraît présenter un spécimen convenable de la méthode ; celles qui vont suivre instruiront par d'autres particularités.

IV. — Madame Amélie, âgée de vingt-huit ans, née d'un père très-irritable, a eu un frère aliéné ; sa sœur est peu communicative ; elle est elle-même très-impressionnable et par moments bizarre. A la suite d'un accouchement qui n'avait offert rien de particulier, il se déclare une manie puerpérale. Cette dame tient des propos incohérents, a des hallucinations de l'ouïe et de la vue et des illusions du même sens. Huit jours après son admission, la malade, qui a pris des grands bains de huit heures, offre de longs intervalles lucides pendant lesquels elle parle fort bien, s'occupe, lit : on la croirait complétement guérie, lorsque tout à coup, sans nul motif, au milieu de la conversation la plus sensée, elle lance des fusées de paroles bizarres, en s'étonnant elle-même de cette singulière aberration.

Deux jours s'écoulent ; le retour à la raison se prononce de plus en plus ; les intervalles de désordre intellectuel deviennent très-rares. Ce qui contribue à cet heureux et prompt résultat, c'est, suivant les propres paroles de madame Amélie, le bien-être qu'elle éprouve de se trouver toujours avec nous et le frein que notre vue lui impose. Ce contact continuel, qui met à même de lui prodiguer ces mille petits soins que nécessite son état et que rendent si faciles son excellent caractère, fournit aussi les moyens de lui adresser des représentations, lorsqu'elle a ses crises de mots incohérents, et de lui en faire sentir le ridicule.

Madame Amélie est sortie, après quinze jours de traitement, entièrement rétablie, et pendant longtemps elle n'a cessé de témoigner sa satisfaction et sa reconnaissance du traitement qui lui avait été fait.

V. — Mademoiselle Antoinette, âgée de quarante ans, brune, forte, colorée, a toujours été d'un caractère acariâtre, difficile à vivre. Ces défauts sont tempérés par l'attachement qu'elle porte aux personnes chez lesquelles elle est placée; elle a eu un cousin aliéné. Par suite d'un chagrin domestique, et peut-être aussi des approches du temps critique, elle commença à présenter (il y a environ un an) des signes de dérangement intellectuel. Cette demoiselle, qui n'a rien d'attrayant et dont la condition est modeste, s'imagine qu'elle est recherchée en mariage par des personnages de haut rang. Avec le temps, et probablement à cause des mécomptes qu'elle éprouve, ses idées prennent une autre direction ; elle se persuade qu'on veut lui faire du mal.

Quelques semaines avant son entrée, elle a des hallucinations de l'ouïe et de la vue. D'une nature triste, cette demoiselle s'afflige de sa position, dont elle a conscience, et se décide à venir en maison de santé. Dans l'établissement, elle fait une tentative de suicide. Pendant les quinze premiers jours, elle est bourrue, dit des choses désagréables, mordantes ; on ne sait comment lui adresser la parole.

Peu à peu, elle vient passer quelques heures au salon, cause avec Madame, convient que son caractère est peu sociable ; elle a, en effet, de fréquentes inégalités et un ton blessant.

Mademoiselle Amélie finit par se montrer sensible aux attentions dont elle est l'objet ; elle exerce plus d'empire sur son naturel ; en même temps ses conceptions délirantes s'affaiblissent et disparaissent. Le milieu dans lequel elle vit, en la mettant en rapport avec des personnes d'une position supérieure à la sienne, a produit la plus heureuse influence sur son état pathologique, et elle part pour la campagne complétement différente de ce qu'elle s'était montrée les premiers jours.

L'exemple de cette demoiselle est un des plus saisissants que nous ayons observés ; non-seulement elle n'écoutait aucun conseil, aucune consolation, mais elle les accueillait par des paroles d'irritation, de colère et de malhonnêteté.

Nous ne pouvons mieux commenter ces observations qu'en citant encore une lettre récente d'une mélancolique, qui repoussait avec dédain tout ce qu'on faisait pour elle :

« Madame, voilà déjà huit jours que j'ai quitté votre maison ; je ne veux pas attendre plus longtemps pour vous remercier de tout l'intérêt que vous n'avez cessé de me porter, durant le temps que j'ai passé près de vous. Je regrette beaucoup, madame, la froideur et l'indifférence que j'avais pour vous, qui avez constamment été si patiente et si indulgente pour moi ; mais je connais votre bonté, et je suis certaine que vous m'accorderez un entier pardon. Excusez-moi aussi près des membres de votre famille, auxquels je ne témoignais, pour récompense de leurs bons soins, que de l'impolitesse et de la défiance. Je ne comprends pas, maintenant, comment je pouvais croire que chaque personne me voulait du mal ; je vois, au contraire, qu'on ne désirait que mon bien.

« J'ai été bien heureuse, en rentrant dans notre maison, de sentir, dès mon arrivée, mes idées s'enchaîner, se suivre, mes incertitudes se dissiper. Depuis ce jour, je suis très-sûre de tout ce qui me passe sous mes yeux, en un mot, j'ai retrouvé mon ancienne voie. Aussi, n'ai-je jamais éprouvé autant de bonheur que j'en ressens depuis mon retour. Semblable à un exilé qui a longtemps soupiré après sa patrie, et qui la revoit enfin comme par miracle, je me retrouve au milieu de mes parents que, dans mon désespoir, je croyais presque perdus pour moi. De plus, je m'occupe de toutes les choses de la vie avec plaisir, et je suis délivrée des perplexités dans lesquelles j'étais sans cesse plongée, craignant, à chaque moment, qu'on me fît faire des choses contraires à mes devoirs, et sans que je m'en aperçusse. Enfin, je suis dans un vrai paradis (1865). »

Il est incontestable que les monomanes tristes ont une telle ténacité morbide, qu'en général les raisonnements les plus convaincants, les marques d'affection les plus touchantes, les accidents les plus douloureux, n'ont aucun pouvoir sur eux.

Un aliéné, en proie à des idées de persécution, et répétant sans cesse qu'il allait expirer, auquel nous donnions des soins en 1856, reçut la visite de son frère, qui tomba mort devant lui. Son premier cri fut : « Au secours ! » On se précipita dans l'appartement ; lorsqu'on arriva près de lui, sa figure n'annonçait aucune frayeur, il porta seulement la main à sa poitrine, en disant: « J'étouffe, je vais mourir ! » De son frère il n'en fut pas plus question que si l'événement n'était point arrivé.

Si le raisonnement direct, l'émotion sentimentale, émeuvent rarement les aliénés, le spectacle varié qu'ils ont sous les yeux, avec tous ses imprévus, a une action mystérieuse qui, à la longue et quelquefois même assez rapidement, ébranle l'échafaudace de leurs conceptions délirantes, c'est ce que prouvent nos observations.

Lorsque la maladie a perdu de son acuité, le langage de la raison, d'autant mieux approprié que la présence incessante du malade permet davantage de saisir les moments favorables, contribue à donner aux idées une meilleure direction. Il y a, d'ailleurs, dans la folie, des variétés d'intensité et de nuances, comme dans les autres espèces de maladies. Sans aucun doute, cette méthode, comme nous l'avons déjà fait remarquer, ne convient pas à tous les aliénés. Il en est qui s'irritent des attentions, ou répondent par l'ingratitude aux bons procédés qu'on a pour eux. Mais cette remarque s'applique aussi aux gens raisonnables, qui n'ont pas pour excuse la perte ou l'affaiblissement du libre arbitre, de la conscience et du contrôle de soi-même.

Malgré ces cas exceptionnels, il n'en est pas moins constant que la vie de famille imprime un aspect tout autre aux asiles d'aliénés. En y associant les sorties au dehors, les congés au foyer domestique, les parties de plaisir, les spectacles, on diminue singulièrement les motifs de plainte contre l'isolement, indispensable dans un grand nombre de circonstances.

Mais, dira-t-on, toutes ces choses pourraient se faire dans les familles ; là est l'erreur, due au défaut de pratique. La famille, en effet, est le point de départ d'un nombre considérable de folies, et leurs symptômes sont tels, qu'ils obligent les parents à se séparer, malgré eux, de leurs malades. Lorsqu'ils s'opiniâtrent à les garder, l'incurabilité est le résultat de cette mesure. Il y a, en outre, les accidents, qui, à Paris, font placer d'office 80 aliénés sur 100, et en province les trois quarts. Il est d'observation journalière, que les aliénés que vous voyez si soumis à la discipline de la maison, et qui profitent même de cet état pour demander leur sortie, avec force supplications, ne sont pas plutôt rentrés chez eux, qu'ils troublent l'ordre, le repos, font des actes inconvenants, se livrent à des dépenses exagérées, etc.,

et qu'il faut les faire rentrer dans l'établissement. On ne saurait
mieux les comparer qu'aux enfants, qui se conforment aux règles du collége, et sont ingouvernables chez eux. Cette influence,
exercée par tout directeur d'asile intelligent et habile à conduire
les hommes, est si marquée, qu'elle se conserve au dehors. Plus
d'une fois, nos pensionnaires ont pu continuer à remplir leurs
devoirs de commerçant, de professeur, d'employés, obtenir
même leur retraite, en rentrant, après leur travail, dans la
maison de santé. Enfin, et cela mérite grande considération, les
guérisons sont très-nombreuses parmi les aliénés traités dans
les premiers mois de la maladie, et évaluées même, par les cas
récents et curables, aux deux tiers environ des entrants.

L'exemple suivant est une preuve décisive de l'influence
qu'exerce le souvenir permanent de l'asile.

VI. — Un homme, d'un caractère fort doux, cité par sa ré-
gularité et sa capacité à s'acquitter de son emploi, devient aliéné,
sous la pression de profonds chagrins. Le caractère de sa maladie consiste dans une confiance exagérée en lui et un désir
extrême de soulager les malheureux, mais ce changement que ne
révèlent ni ses discours, ni ses actes, loin d'être soupçonné, lui
gagne la confiance d'un personnage célèbre, qui le charge de
distribuer des aumônes aux malheureux. Peu à peu, des conversations hardies, paradoxales, des actes indélicats, éveillent
l'attention, sans cependant faire croire à la folie. Longtemps,
ses chefs, pleins de bienveillance pour lui, attribuent sa conduite
à un travail excessif, à des veilles répétées, auxquelles il s'est,
en effet, livré pour l'accomplissement d'une grande opération
financière. Une action répréhensible dessille les yeux, il est con-
duit en maison de santé.

A son entrée, il se montre arrogant, cynique, colère, parle
de sa fortune qui lui permet d'acheter la maison, de satisfaire
tous ses goûts. Deux ans se passent, dans des alternatives d'exaltation, d'abattement et de tristesse, qui, avec le temps, dimi-

nuent d'intensité. La vie de famille modifie son caractère et ses tendances, sans, néanmoins, les faire disparaître. Il reprend sur lui-même un empire qu'il avait perdu, et nous manifeste le désir de retourner à son bureau, tout en restant sous notre direction. D'accord avec ses chefs, qui nous secondent dans cette épreuve, il se livre à ses occupations habituelles. Deux nouvelles années s'écoulent. Par moments, il a des accès, qui nous obligent à le séquestrer, mais ils cessent assez facilement, et il obtient enfin sa pension de retraite. Après plusieurs mois d'observation, il nous quitte pour aller vivre à la campagne.

Cette observation est importante à plus d'un titre. L'aliéné, dont la maladie a changé complétement le caractère, voit ses facultés intellectuelles et morales s'améliorer d'une manière notable par son séjour prolongé dans la maison. Il peut, sous la tutelle du directeur, aidé par les bons avis des personnes de l'établissement, travailler de nouveau dans son administration, et assurer l'existence matérielle de ses vieux jours. Un pareil résultat n'eût pas été obtenu s'il fût resté avec sa famille et ses amis, d'où ses propos et ses actes l'auraient, d'ailleurs, banni, si même ils ne l'eussent pas mis aux prises avec la justice.

La méthode que nous venons d'exposer, et dont une longue expérience nous garantit les avantages, n'est pas plus une panacée que l'emploi des bains prolongés et des irrigations continues pour la cure des manies aiguës ; mais nous considérons cette réunion des malades, sous une direction intelligente, comme bien supérieure au classement des aliénés par quartiers. Loin de nous la pensée de nous approprier exclusivement l'idée de la vie de famille ; Gheel et beaucoup d'autres établissements nous opposeraient avec raison leurs règles de conduite. Nous avons voulu seulement montrer les résultats heureux qu'a eus, sur l'état des aliénés, le dévouement d'une femme de cœur qui, secondée par sa famille, a passé la plus grande partie de son existence au milieu d'eux, avec la pensée de leur être utile.

L'application de la vie de famille est moins facile dans les grands asiles, où les malades se comptent par centaines ; là encore cependant elle peut être réalisée, dans une certaine mesure, en fragmentant par petits centres cette masse considérable d'aliénés, et en plaçant chacun d'eux sous la surveillance d'instituteurs et d'institutrices préparés pour cette mission et convenablement rétribués. On pourrait aussi imiter l'exemple de l'ancien directeur de l'asile de Saint-Athanase, le respectable docteur Follet, qui avait relevé les humbles fonctions de ses infirmiers par les égards qu'il leur témoignait, et en inscrivant leurs noms sur les tables de marbre de la chapelle, comme récompense de leur dévouement aux aliénés. Dans ce cas, il conviendrait d'ajouter, à cette distinction honorifique, une pension de retraite.

Le succès ne fera pas plus défaut à ce moyen thérapeutique qu'à tous ceux conçus dans un but d'humanité ; on peut même assurer que le plus grand nombre des malades en sera heureusement influencé.

Tout ce qui se rapproche de la vie ordinaire, dans le régime des maladies mentales, est préférable aux systèmes en apparence les mieux combinés. Autrefois, sous l'empire des classifications par ressemblance, on isolait chaque forme de malade ; on multipliait les divisions ; ce système a été longtemps regardé comme un progrès, et nous avons partagé cette opinion ; mais, depuis des années, nous l'avons abandonnée, parce que nous avons acquis la preuve que plus les aliénés vivent en société, moins ils se sentent malheureux. L'égoïsme, qui est commun parmi eux, cède à ce contact journalier, et rien de plus ordinaire que de les voir former de petits groupes qui se retrouvent chaque jour.

Le mélange des sexes, satisfaisant jusqu'à un certain point les instincts, donne plus d'animation, plus de vie aux réunions. Sans doute, la surveillance doit alors redoubler, mais les conséquences parlent d'elles-mêmes.

Ces réunions en commun impriment aux établissements une physionomie complétement différente de celle du cloître et de la prison. Il suffit d'y passer un dimanche ou un jour de fête, pour savoir à quoi s'en tenir sur ces peintures sombres, qui n'existent que dans l'imagination de leurs auteurs. Les salons, les jardins où s'assemblent les convalescents, les malades tranquilles et propres, présentent partout des petits cercles de pensionnaires et d'amis jouant, causant, riant d'une manière si franche et si naturelle, qu'il faut avoir présente à l'esprit l'observation de chacun de ces malades, pour se faire une idée de l'étonnant contraste qui existe entre leur tenue dans l'asile et celle qu'ils avaient au dehors. La plupart de ces aliénés reconduisent leurs visiteurs jusqu'à la porte, la franchissent même et ne font pas de tentatives pour s'enfuir. Ces mêmes malades cependant rendus à la liberté, avant que la raison n'ait repris ses droits, se livrent de nouveau, ainsi que nous l'avons déjà observé, à tous les désordres qui ont nécessité leur première séquestration.

Nous avons plusieurs fois reçu un maniaque, qui revenait à la raison, après un séjour de trois mois. Si on le faisait sortir avant cet espace de temps, séduit par le calme qu'il affectait, dès qu'il était isolé, les scènes de désordres se reproduisaient aussitôt. Trois à quatre fois, sa femme, qui l'aimait beaucoup, a tenté l'expérience, et toujours elle a été dans l'obligation de le replacer. Un de ses proches parents, encore tout ému des arrestations arbitraires signalées par la presse, et vivant en mésintelligence avec la femme, prétend que le malade n'est plus fou, si même il l'a été jamais, et ajoute que, d'ailleurs, si on le lui confiait, il ne lui arriverait plus d'accidents. Fatigué de ces récriminations et de cette lutte, la femme lui cède ses droits. A peine le prétendu convalescent est-il arrivé chez son parent, qu'il s'abandonne à de telles excentricités, que le partisan de la vie à l'air libre n'a rien de plus pressé que de le faire enfermer, à l'insu de sa femme, dans une autre maison de santé. Quelque temps après, il nous était ramené plus calme, mais se moquant de son parent et se plaignant des chefs de l'établissement, qui l'avaient, disait-il, injustement détenu, quoiqu'ils l'eussent très-bien traité.

La vie de famille, entendue comme nous venons de l'exposer, est la meilleure réponse qu'on puisse faire aux attaques dirigées contre les asiles et leurs médecins (1). Aussi pouvons-nous écrire avec confiance les lignes suivantes : « Non, l'aliéné n'est pas un prisonnier caché aux yeux de tous, car, même pendant la période d'acuité, il voit son médecin particulier, et dès que l'exaltation est calmée ou que l'idée triste ne lui fait pas repousser parents et amis, il est visité fréquemment par eux ; il reste sous les yeux de la directrice, qui l'encourage, le console et l'exhorte, du médecin qui le traite, il participe aux distractions, aux jeux, aux soirées musicales et dansantes de l'établissement, il sort avec les siens et peut même, dans quelques cas, vaquer seul à ses occupations, sous la surveillance du directeur, qui le prépare ainsi à rentrer dans la vie ordinaire.

Il ne faut pas oublier que les hommes raisonnables ne diffèrent des fous, qui ont avec eux tant de points de contact, que par la possession de la conscience de leurs paroles et de leurs actes, tandis que, chez les aliénés, cette faculté est dans l'immense majorité des cas obscurcie, perdue, ou du moins singulièrement affaiblie. Les fous n'ont plus le contrôle d'eux-mêmes, leur volonté est anéantie, pervertie ou sans force, et cependant ils croient jouir de l'intégrité de leurs facultés et ne peuvent supporter qu'on les traite de malades. C'est justement cette disposition de leur esprit qui oblige à les isoler. Jamais, en effet, on ne pourra laisser en liberté un individu qui est nuisible aux autres et à lui-même, dès qu'il est invinciblement convaincu qu'il a sa raison et que sa santé est parfaite. Le criminel sait presque toujours qu'il a mal fait et l'avoue quand il n'a rien à craindre ; l'aliéné, au contraire, est dans l'immense majorité des

---

(1) Voyez l'*Appréciation médico-légale du régime actuel des aliénés en France, à l'occasion de la loi du 30 juin 1838* (*Annal. méd.-psych.*, 4ᵉ série, t. VI, p. 50, 1865).

cas persuadé que sa conduite est raisonnable, et ne comprend que très-rarement les observations qu'on lui adresse.

La médecine empirique ne nous a jamais compté pour disciple. Nous ne nions pas l'action occasionnelle du médicament, les tendances de l'imagination en font, d'ailleurs, une nécessité, mais il n'y a pour nous de vraie médecine que celle qui est philosophique, physiologique, hygiénique, celle, en un mot, qui a pour base cet aphorisme d'Hippocrate : *Sublata causa tollitur effectus.* La simplicité des moyens voilà ce que nous avons constamment cherché dans le traitement des maladies. C'est parce que nous croyons nous être toujours conformé à ces principes, que nous disons : l'emploi des bains prolongés et des irrigations continues, dans la même manie aiguë, et la vie de famille, dans la folie en général, constituent deux améliorations importantes de la cure des affections mentales. La première est déjà adoptée dans un grand nombre d'établissements de l'Europe, nous espérons que la seconde sera encore plus favorablement accueillie, lorsque nous aurons disparu de ce monde.

L'idée et son application sont maintenant sous les yeux des lecteurs, le résumé en fera connaître les points principaux.

Conclusions.

1° La vie de famille adoucit ce qu'a de pénible l'isolement, dans le cas où il est jugé nécessaire ;

2° Ce puissant auxiliaire du traitement général n'est pas seulement favorable à la cure des maladies mentales, il retarde souvent encore, pendant des années, la marche de l'état chronique ;

3° En permettant de restreindre le nombre des sections, la vie de famille ôte, en effet, à l'asile son caractère de claustration, et le rapproche de la maison ordinaire ;

4° L'action incessante de la vie de famille mine sourdement les conceptions délirantes, et détermine, chez les malades, des manifestations soudaines, qui en attestent l'influence. Le raisonnement direct, l'émotion sentimentale, échouent, au contraire, presque constamment dans les premiers temps de l'affection mentale.

5° L'époque où il faut commencer la vie de famille varie suivant les symptômes ; tantôt elle est applicable dès le début, tantôt il faut attendre que la période d'acuité ait perdu de sa force ;

6° Cette observation quotidienne et durable, qui indique les moments où il convient de parler raison, n'est pas moins indispensable pour l'étude de la physiologie morbide et de la responsabilité légale des aliénés ;

7° La direction de ce traitement n'exige pas de qualités supérieures ; une patience très-grande, la bonté unie à la fermeté, suffisent pour atteindre le but ;

8° La femme, par son dévouement et ses tendances religieuses, est éminemment propre à cette mission. Elle doit être aidée dans son œuvre par sa famille, ou à son défaut par un personnel choisi ;

9° La famille naturelle ne peut, le plus ordinairement, traiter ses aliénés, parce qu'elle est souvent le point de départ de leurs maladies, et qu'elle ne saurait exercer l'influence de l'étranger ;

10° La simplicité du moyen doit d'autant plus satisfaire la raison, qu'il n'est qu'une application de la médecine physiologique.

Paris. — Imprimerie de E. MARTINET, rue Mignon, 2.